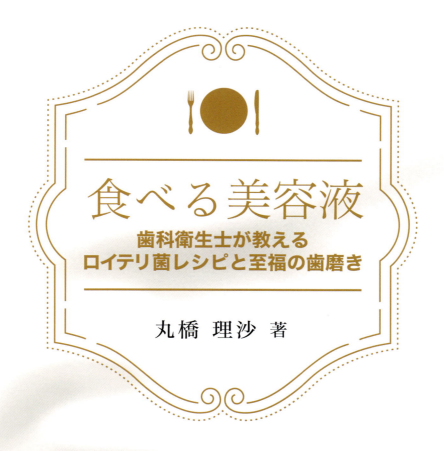

食べる美容液

歯科衛生士が教える
ロイテリ菌レシピと至福の歯磨き

丸橋 理沙 著

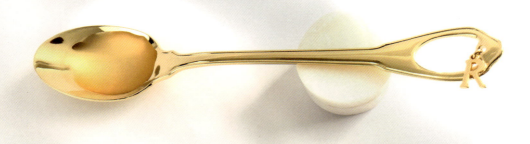

クインテッセンス出版株式会社　2019
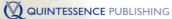

Berlin, Barcelona, Chicago, Istanbul, London, Milan, Moscow, New Delhi, Paris, Prague, São Paulo, Seoul, Singapore, Tokyo, Warsaw

序 文

　食べることを感じるために食べるまでのプロセスを感じてみてください。食卓に並ぶ食事があなたもしくは、あなたの大切な人たちが作ったとしたら、何を想像するでしょう。

　食べることに貪欲になること、生きるために食べるのではなく、日々の食事で健康かつ楽しみを味わってください。

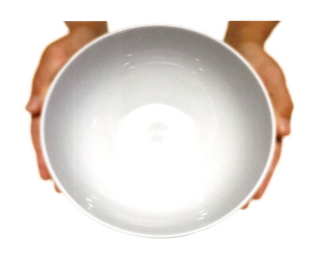

どんなに忙しい日々でも
一品は、手作りで食べてもらいたい。
さぁ、皆さん、今から器をかざりましょう。

2019 年 9 月吉日
丸橋理沙

謝 辞

**" 人が体内に持つ菌層は、唯一無二であり、
いわば指紋と同じなのです "**

　この言葉に、心を惹かれました。

　この本を出すきっかけは、再勉強から始まりました。歯科衛生士は、細菌を理解するプロのような職業です。そのプロフェッショナルな仕事に就く私が再度、細菌について学び、気づき、口腔や全身の健康、食へのつながりを強く意識するようになりました。この学びをもたらせてくださったキーパーソンが、株式会社 ADI.G の副社長浅野弘富氏です。浅野氏の一通のメッセージから、バイオガイアジャパン株式会社のバイスプレジデント淀江晃太郎氏とつながり、この出会いから細菌の存在を再度見直し、より多くの方々の健康に貢献したいと思うようになりました。

　本書では、ロイテリ菌 17,938 株について記載していますが、菌と人類との関係が深いことと、私たちが生きることそのものに菌が起因していることなど、できる限りの知識を網羅し、今回の執筆につながりました。

　そして、この2人の出会いからさらなるキーパーソンが現れます。そこから、良い菌を残すための歯磨きを考えるようになり、お話を聞かせていただいたのが、株式会社夢職人の社長辻陽平氏です。この3名との出会いがなければ、この本は存在しなかったでしょう。浅野氏からつながった縁がこのような形になり、淀江氏と辻氏へと広がりました。このことに厚く感謝を申し上げます。

菌がつないでくれた人の縁に感謝

目次

第1章　食べる美容液ライフのススメ　　7
1－1　食べるということ、咬むということ　　8
1－2　腸内環境を整える（ロイテリ菌で食べる健康）　　9

第2章　主菜ロイテリ菌レシピ編　　11
使用するドレッシング 12/ プロテインサラダ（カレードレッシング）13/ ビタミンカラーサラダ（マヨネーズドレッシング）14/ ホワイトサラダ（しょうゆオリーブオイルドレッシング）15/ ガスパッチョ 16/Beef Deep カラーサラダ 17/ 冷製 Sopa de miso 18/ ハワイアンカラフルサラダ 19/ ツルツルサラダ 20/ 食べるスープ 21/ はんなりサラダ 22/ 咬むサラダ（黄身酢ドレッシング）23/ 森のサラダ（ゴマだれドレッシング）24

第3章　副菜ロイテリ菌レシピ編　　25
ネバネバ小鉢 26/ まいたけのおひたしオイルかけ 27/ とうふとなすのすり流し 28/ アボカドのしらあえ 29/ 黄色いタマネギサラダ 30

第4章　ロイテリ菌レシピ応用編　　31
ガスパッチョ（オリーブオイルベース）32/ とうもろこしスープ（コンソメベース）33/ さつまいもスープ＋ラー油（鶏ガラベース）34/ カブのスープ（和風だしベース）35

第5章　はじめよう至福の歯磨き　　37
5－1　食べたら磨く健康習慣　　38
5－2　至福の歯磨き MISOKA　　39
5－3　MISOKA の科学的根拠　　40
5－4　MISOKA の使用方法　　42
5－5　歯並びについて　　43

参考商品　　44

Recipe photos by　森 寛子

表紙デザイン　STYGLE 林 和貴

本書の読み方

1. 味付け、食材の硬さには好みがあるため、記載された分量を基準に味を調整してください。

2. 使用している材料や器具について、参考商品をご覧ください。

3. 楽しみながら作ってください。そして、食材の味をおおいに味わってください。

レシピの特徴

　今回のレシピは、ロイテリ菌が効果を発揮しやすい、有効的に活動できるようにコールドレシピにしています。ロイテリ菌リキッドの保存温度は、25度以下が好ましく、ロイテリ菌が活動する際には、人肌温度、体温ぐらいがよいと言われています。そのことから、冷たいものと合わせているのが今回のレシピのポイントです。

　生きた有益菌、すなわちロイテリ菌を摂取しなければ意味がないのです。市販のものの中には、死んだ菌を配合している商品もありますが、生きた菌を摂取することにより、人間の体の中で菌が有益な活動をするのです。つまり、ロイテリ菌は、まさに食べる美容液と言えます。

　ロイテリ菌を使用したレシピの場合、食べる直前または、その日のうちに料理を召し上がってください。

推薦の言葉

歌手　元ちとせ

食べると言う幸せ。。。当たり前のことから、また新たな"大切"を見つけさせてくれる本。
また１つ、わたしの美味しいが増えたこと、食べてくれる人への思いやりの在り方を教えてもらいました。
さぁ、料理しようっと。。。

にしぶち飯店　店主　西淵健太郎

食を生きる喜びとし、毎日の食を楽しむ。
噛んで味わい、家族、友人、大切な人と同じ時間を共有する。
健康とは五感を使い、創造する。
ということを本書で深く考えさせていただきました。

日々の喜び・楽しみを皆様の手で作っていただけましたら、私たち食に通じる者として誠に幸せに思います。
皆様の食卓がたくさんの笑顔で溢れますように！！

第1章
食べる美容液ライフのススメ

1-1 食べるということ、咬むということ

食べる目的には、種類があります。
1. 生命の維持
   体を整えて生きていくために食べること
2. 機能を発達させること
   咬むことによって脳に刺激を与えたり、唾液など各機能を動かすために食べること
3. 精神的幸福感
   食べることによって幸せを感じたり、欲求を満たすこと

その他にもあると思いますが、具体的に3つ挙げてみました。ここで考えてみましょう。生きるためだけに食べるのであれば、極端な話、ずっと同じものを食べておく、または点滴などの栄養補給だけで良いことになります。

しかし、人は、食事という形でものを食べるのです。つまり、ただ生きるためだけではなく、生きることをより楽しむために食べるのです。よく年を召された方が『食べることだけが今は、幸せだ』と言うのを聞きます。足腰が衰えても食べることによる満足で、その他のことも満たされるのです。子供たちも『今日のごはん、何？』と家族に聞くことがあると思います。それは、気になるから聞くのです。興味がなければ、誰も聞きません。ですから、どのライフステージにおいても食べることは、人それぞれの楽しみなのです。

その中で、咬むということについても考えていきましょう。咬むこと、咬めることによって、味わいや食感、風味、余韻が咬む回数が増すことによって変化をしていきます。現代人は、ものをよく咬まなくなっています。それは、食品が軟らかくなっている傾向にあるため、咬まずに飲み込むことができるのです。

しかし、咬まずに飲み込んでしまうのは実にもったいないことです。なぜなら咬むことによって唾液が分泌され、味も楽しめて、消化も助け、脳へも刺激が伝達され老化防止になり、顔

の筋肉も成長します。咬むことができることは当たり前と捉えられがちですが、咬めることは本当に重要なことなのです。歯があり、歯が機能し、しっかりとものを前歯で引きちぎり、奥歯ですりつぶす、これができないと咬めるとは言えないのです。

咬める状態を作るためには、しっかり口腔内を健康に維持しなければなりません。子供の場合、硬いものも摂り入れて骨の発育につなげること。成人の場合、1本でも多くの歯を残すためにメンテナンスをすること、そして同じく硬いものも食べることが挙げられます。

以上のように、生きる、食べる、咬める、満足する、ということは連動しており、どれが欠けてもいけないのです。

1-2 腸内環境を整える（ロイテリ菌で食べる健康）

近年、さまざまな乳酸菌食品が発売されています。しかし、皆さんは、どの乳酸菌も同じだと思っていませんか？ 乳酸菌とひとくくりにしても膨大な数があり、それぞれに効能が変わってきます。そこで私たち消費者は何をチェックしないといけないのかというと、名前の最後につく、株と言われるものを見なければいけません。

株って何？ と思いますね。それは、簡単に説明するとその乳酸菌が何に効くのかを示してる目印のことです。例えば、今回使用するL.ロイテリ菌（ラクトバチルス・ロイテリ。以下、ロイテリ菌と言う）も乳酸菌の1つで、ロイテリ菌17,938株と言います。この株は、主に整腸作用、便秘改善、赤ちゃんの夜泣き軽減、アレルギー疾患の抑制、虫歯予防などの効果があります。

株が違えば作用が変わります。例えばロイテリ菌5,289株は、歯周病予防に特化しています。このようにロイテリ菌とつくものでも菌株まで辿らないと効能は、見えてこないのです。

今回、ロイテリ菌17,938株を選んだ理由は、現代人のストレスおよび、食生活の変質による腸内環境の乱れ、アレルギー疾患の増加、う蝕予防に

フォーカスをしたからです。ロイテリ菌自体は、人体の母乳に含まれている成分です。しかし、近年、ロイテリ菌を保有する人の割合が下がってきているのです。それは、上記でも挙げたストレスや食生活の変化が原因だと言われています。ですから、元々保有していたものが軽減することにより、人体に悪影響を与えているのです。では、どうしたらよいのか？

　私は、このロイテリ菌を積極的に摂取することで腸内環境や免疫などを整えたいと考えています。そのためには、ただロイテリ菌を摂取するのではなく、ロイテリ菌が好むものも一緒に摂取することが効果的なのです。では、その好むものは何か？　食物繊維とビタミン類です。それらが豊富なものは、野菜、果物、きのこなどです。それらとロイテリ菌を同時に摂取することで相乗効果が生まれ、このことをシンバイオティクスと欧米では言われています。

　腸は、第二の脳とも言われており、脳からの指令なしに活動することができます。腸を制することは美容を制すると言われる程、重要な臓器です。腸内が整うことによって肌がきれいになったり、腸に毒素がたまりにくくなる分、アンチエージングにもなります。

　菌と口腔内のお話を少しだけしましょう。菌には、善玉菌、悪玉菌、日和見菌と3つの種類がいます。お口の中には、たくさんの菌がいます。それは、体の中にも同じことが言えます。この善玉菌の1つが乳酸菌であり、悪玉菌の働きを抑制し、日和見菌という時と場合によって悪い方、良い方へ立ち位置を変える菌を良い方へ促す働きがあるのです。お口の中の病気は、その菌の質と量で決まります。質の悪い菌、歯周病菌や虫歯菌が増殖し、それらがお口の中に長時間停滞することにより、歯周病や虫歯になるのです。ですから、それらを機械的に除去をする、毎日の習慣で言えば歯磨きです。そして、お口の中の環境をなるべくリセットした状態で有益菌、すなわちロイテリ菌のような善玉菌を摂取するとなお、お口の中の状態が健康に保たれるのです。

　本書では、歯科衛生士の目線からロイテリ菌チャイルドヘルスベビーリキッドを使用した食べるレシピを紹介していきます。

第２章
主菜ロイテリ菌
レシピ編

偏った食事やストレスで疲れた体を整えるために、食物繊維やタンパク質を多く含んだレシピになっています。食べることは、体へのご褒美。おいしく、フィジカル、サイコロジカルに働きかけてくれる最高のパートナーです。

使用するドレッシング

食材の食感や素材の味と相乗して味わいを作りだしてくれるのがドレッシングです。
これから紹介するレシピだけではなく、さまざまな料理、ご自身のレシピにプラスしてもおいしく召し上がっていただけます。

しょうゆオリーブオイルドレッシング

材　料
・しょうゆ　大さじ1 ・オリーブオイル　小さじ2 ・ロイテリ菌リキッド　5滴

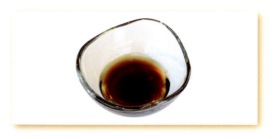

マヨネーズドレッシング

材　料
・しょうゆ　小さじ1 ・みりん　小さじ1 ・酢　小さじ1 ・マヨネーズ　大さじ3 ・ロイテリ菌リキッド　5滴

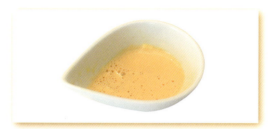

カレードレッシング

材　料
・マヨネーズ　50g ・牛乳　小さじ1 ・カレー粉　小さじ1 ・レモン汁　少々 ・ロイテリ菌リキッド　5滴

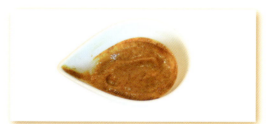

ゴマだれドレッシング

材　料
・すりゴマ　大さじ1 ・酒　小さじ1 ・みりん　小さじ1 ・だし醤油　小さじ1 ・ロイテリ菌リキッド　5滴

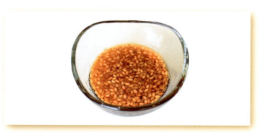

黄身酢

材　料
・卵黄　1個 ・酢　大さじ1 ・砂糖　小さじ2 ・ロイテリ菌リキッド　5滴

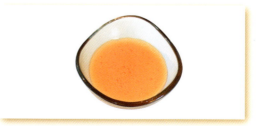

プロテインサラダ（カレードレッシング）

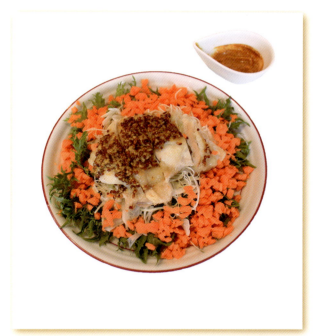

材料

- ムネ鶏肉　1枚
- キャベツ　4分の1
- にんじん　2分の1本
- フリルレタス　好みの量
- オリーブオイル　大さじ1
- 粒マスタード　大さじ1
- 酒　大さじ3
- 塩　少々
- 合わせ酢
   穀物酢　大さじ5
   三温糖　大さじ3（甘くしたい場合は、三温糖の量を増やしてください。ご家庭にある砂糖類でも代用可能）

作り方

❶ キャベツを千切りにし、合わせ酢に10分つける（a）。
❷ にんじんをダイス状に切る（b）。
❸ フリルレタスを洗って、水分をふき取る（食べる量を用意）。
❹ ムネ鶏肉をオリーブオイルで焼いていく。中火で表面に焼き色をつけて、酒をかけて蓋をし、蒸し焼きにする。中まで火が通ったら塩を少しし、粒マスタードを片面の表面に塗る（c）。
❺ お皿にフリルレタスを敷き詰めて、その上に酢につけたキャベツをのせる（酢は、軽く絞っておく）。その上に焼いたムネ鶏肉をカットしてのせ、ダイス状のにんじんをかける。お好みでカレードレッシングで召し上がれ。

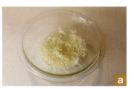
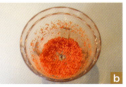
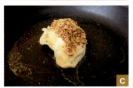

ワンポイント

ムネ鶏肉は、高タンパク、低カロリーでアミノ酸をたくさん含んでおり、疲労回復、皮膚や粘膜を健康に保つサポートをしてくれると言われています。
「日本人の食事摂取基準（2015年版）」（厚生労働省）によると、日本人が1日に必要なタンパク質の推奨量は、成人女性の場合50g（身体活動レベルが普通のとき）とされていますので、積極的に摂るように心掛けましょう。

ビタミンカラーサラダ（マヨネーズドレッシング）

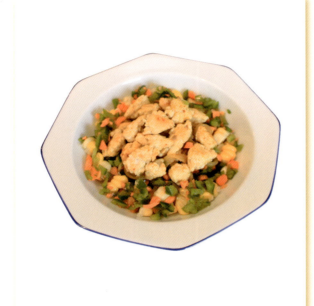

材　料
・にんじん　2分の1本 ・ピーマン　2個 ・コーン　2分の1本（季節によっては、缶詰でも可能） ・タマネギ　半玉 ・ミンチ（牛、豚、鶏どれでも可能）100ｇ ・オリーブオイル　大さじ1 ・カレー粉　小さじ2 ・塩こしょう　少々

作り方

❶ にんじんとピーマンをダイス状に切る（ピーマンは、あらかじめ中の種をとる）(a)。

❷ タマネギを、スライスにする。

❸ コーンにラップを巻き（b）、レンジで1分半（600w）温めて、冷ましてほぐす。缶詰の場合は、水気を切っておく。

❹ フライパンにオリーブオイルを入れて温まったら、ミンチ、タマネギを炒める（c）。軽く火が通ったら、塩こしょうを少々、カレー粉を入れる。

❺ ピーマンとにんじんをあらかじめ混ぜておいて、お皿に丸く敷く。その上に炒めたミンチとタマネギをのせる。その上からコーンをふりかける。お好みでマヨネーズドレッシングをかける。

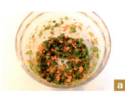
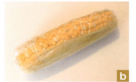
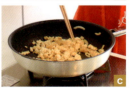

ワンポイント

ピーマンには、クロロフィルが含まれています。クロロフィルとは植物や藻類などに含まれる緑色の色素で抗酸化作用があり、免疫力を高めたり、発がん防止の効果があります。また、中性脂肪が蓄積するのを防ぐ働きがあり、コレステロール値を下げることができます。

ホワイトサラダ（しょうゆオリーブオイルドレッシング）

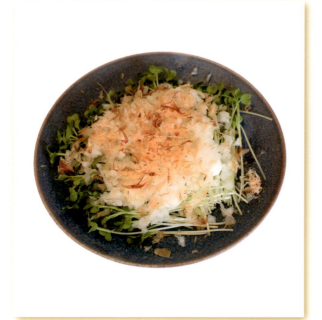

材　料
・かいわれ大根　2パック ・大根　2分の1の半分 ・モッツァレラチーズ（玉状のものを1パック） ・かつお節　ミニパック1袋

作り方
❶かいわれ大根の根を切り落とし、水で洗ってから水分をふき取る。
❷大根をダイス状に切る。
❸モッツァレラチーズを玉の半分にする。
❹かいわれ大根をお皿に敷き詰める。その上にモッツァレラチーズをランダムに並べて、ダイス状の大根をふりかける。最後にかつお節をかける。お好みでドレッシングをかける。

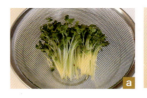 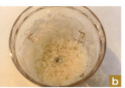

ワンポイント
かいわれ大根は、イソチオアネートが含まれており、がん予防に効果的。ビタミンが豊富なことから美肌、骨形成にも有効です。また、ジアスターゼにより食べ過ぎや胃の保護の効果も期待できます。

ガスパッチョ

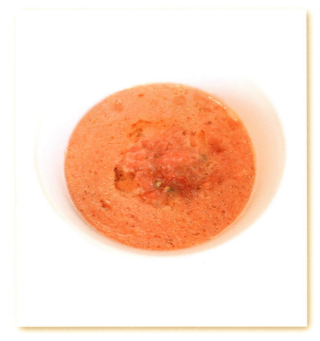

材　料

- トマト　2個
- にんにく　2分の1片
- オリーブオイル　大さじ3
- フランスパン　1cm
- 塩
- ロイテリ菌リキッド　5滴

作り方

❶ミキサーの中にトマト1.5個分を角切りにして入れて、にんにくも半分にして入れる。さらにフランスパンをおろし器ですりながら入れ、ミキサーにかける（a）。最後に塩、オリーブオイル、ロイテリ菌リキッドを入れて（b）、かき混ぜる。
❷残りのトマトをダイス状にカットし、食感が残るようにする。
❸スープ皿やボールに❶を盛り、❷をのせる。お好みで最後にオリーブオイルをかける。

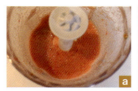
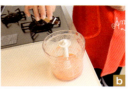

ワンポイント

オリーブオイルには、オイレン酸が多く含まれており、悪玉コレステロール値を下げ、善玉コレステロール値は減らさないという働きをしてくれます。そのため、動脈硬化、高血圧、心疾患などの生活習慣病の予防・改善につながります。

Beef Deep カラーサラダ

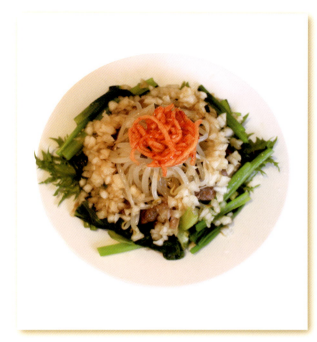

材　料
・フリルレタス　1袋または、半袋
・もやし　半袋
・小松菜または、ほうれん草　1束
・薄切りの牛肉　100g
・大根　2分の1の半分
・キムチ50g（好みの量）
・オリーブオイル　大さじ1
・ポン酢　大さじ3
・ゴマ油　大さじ1
・塩、こしょう　少々
・ロイテリ菌リキッド　5滴

作り方

❶もやしを1分程茹でて、冷ましてから水分をキッチンペーパーでよく切る。その後、ボールでゴマ油大さじ1、塩小さじ1を入れて混ぜる。最後に、しょうゆで好みの味の濃さに整える。

❷小松菜をレンジで50秒程（600w）加熱して、水分を切る。そこから3cmの長さに切っておく。

❸大根をすりおろして、ロイテリ菌リキッドとポン酢をかけて混ぜる（大根の汁は、少し切ってからポン酢をかける）。大根の汁はドレッシング代わりになるため、ポン酢の量はお好みでOK。

❹フリルレタスを洗って水分をふき取る。

❺フライパンにオリーブオイルを入れて薄切りの牛肉を焼く。焼けたら塩、こしょうを少々する。

❻フリルレタスを敷き詰めて、小松菜をその上にバラバラにのせる。それから牛肉、もやしの順にのせて最後に❸と、お好みの量でキムチをのせる。

ワンポイント

小松菜には、β-カロテンが豊富に含まれており、抗ガン作用や免疫賦活作用を発揮します。β-カロテンは、体内でビタミンAに変換され、髪の健康や視力の維持、粘膜や皮膚細胞の保護、そして、喉や肺など呼吸器系統を守る働きがあると言われています。

冷製 Sopa de miso

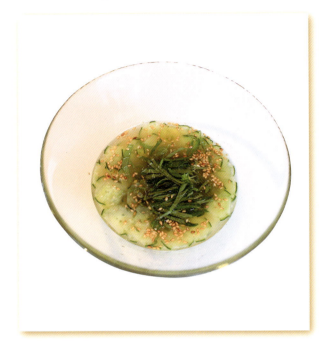

材　料
・あごだし（パックまたは液体だし）
・合わせ味噌　大さじ2
・ささみ　1本
・きゅうり　1本
・酒　大さじ2
・大葉　1袋
・すりゴマ　少々
・オリーブオイル　大さじ1
・ロイテリ菌リキッド　5滴

作り方

❶あごだしのパックを300mlの水に入れて30分程冷蔵庫に入れて出汁を出す（液体だしの場合、300mlに対しての適量を入れて冷蔵庫で冷やす。和風だしでも代用可能）。
❷ささみをお皿に入れ、酒をかけて、レンジで2分半〜3分（600w）加熱する。
❸ささみを冷まして食べやすくほぐす（a）。
❹大葉を刻む。きゅうりはスライサーでスライスにして、水分を切る。
❺❶に合わせ味噌を入れて溶かし、味を整える（好みの濃さで）。この中にささみ、大葉、きゅうりを入れてよく混ぜる。オリーブオイルとロイテリ菌リキッドを混ぜて、用意しておく。
❻ボールにでき上がった冷製Sopa de misoを入れて、オリーブオイルとロイテリ菌を混ぜたオイルを回しかける。最後に、すりゴマを少々かける。ごはんを入れてもおいしいですよ。

ワンポイント

ゴマは、タンパク質が魚や肉より多いのが特長。ゴマ大さじ2杯で1日の栄養分を補えるとされる優れた食材です。

ハワイアンカラフルサラダ

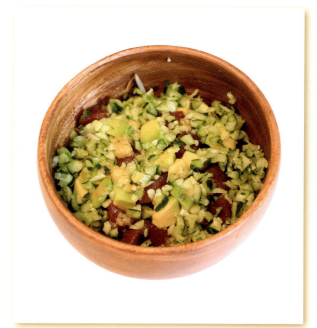

材　料
・まぐろ　50～100g ・アボカド　1個 ・きゅうり　1個 ・もやし　半袋 ・しょうゆ　大さじ3 ・みりん　大さじ2 ・ゴマ油　大さじ2 ・わさび　小さじ1 ・ロイテリ菌リキッド　5滴

作り方

❶ まぐろを2cmの角切りにして、しょうゆとみりんを混ぜたものに浸して冷蔵庫で10分程漬け込む（a）。
❷ もやしを半袋出し、洗ってレンジで1分〜1分15秒程（600w）加熱する。加熱後、冷まして水気をきり、塩を少々かけておく。
❸ アボカドの皮を剥き、種を取った状態で1cm程の角切りにする（b）。
❹ きゅうりをダイス状に切る（c）。
❺ ゴマ油、わさび、ロイテリ菌リキッドを混ぜておく。
❻ お皿にもやしを敷き、まぐろとアボカドを少し和えながらその上に並べる。そして、ダイス状のきゅうりをふりかける。最後に❺をかける。味の調整でまぐろを漬けたタレをかけてもgood。

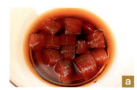
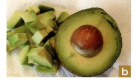
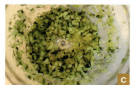

ワンポイント

まぐろは、DHAやEPAが多く入っており、細胞の活性化や血液をさらさらにする効果があります。また、たんぱく質や、ミネラル、カリウム、鉄分も含む栄養価満点の食材です。

ツルツルサラダ

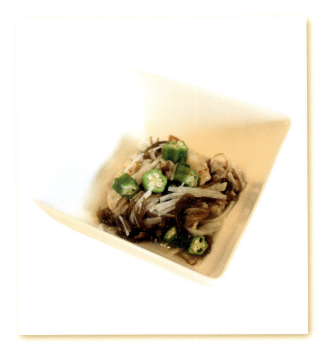

材　料
・オクラ　1パック ・大根　2分の1の半分 ・貝柱またはホタテの缶詰　1缶 ・もずく酢　120g（小さいパック2個分） ・みりん　大さじ1 ・ロイテリ菌リキッド　5滴

作り方

❶オクラを1分程茹でて、ヘタを切り落としてから5mmぐらいの輪切りにする。
❷大根を千切りにする。まず、スライサーでスライスしてから千切りにすると簡単です（a）。
❸貝柱または、ほたての缶詰の水を切り、食べやすくほぐす。
❹もずく酢を器に入れて、みりんとロイテリ菌リキッドを入れて混ぜておく。
❺もずく酢の器にオクラを入れて、千切りの大根を入れてよく混ぜた後に（b）、貝柱またはホタテをのせる。

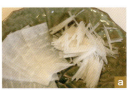
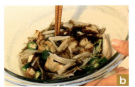

--- ワンポイント ---

もずくには、ビタミン、ミネラルが豊富で、フコダインという成分も含まれており、コレステロール値を下げる効果があります。

食べるスープ

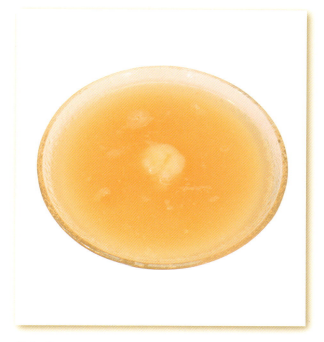

材　料
・じゃがいも　通常サイズ２個 ・コーンか、えだまめ、または 　グリンピース　20粒ぐらい ・タマネギ　半玉 ・コンソメスープ　200ml ・オリーブオイル　大さじ１ ・塩こしょう　少々 ・ロイテリ菌リキッド５滴

作り方

❶じゃがいも２個の皮をむいて、竹串が通るぐらい軟らかくなるまで茹でる。
❷じゃがいも１つは、４つに切る。もう１つは、形が残るぐらいに細かく切る。
❸コンソメの粉またはキューブを水に入れ、そこにスライスしたタマネギを入れ加熱し、タマネギに火が通ったら、４つに切ったじゃがいもを入れる。
❹❸をジューサーにかけて滑らかにする。そして、冷やす。
❺❹を味見して、お好みで塩こしょうで味を整え、ロイテリ菌リキッドを入れる。コーンか、えだまめ、またはグリンピースを１分半茹でる。
❻スープになった冷製じゃがいもをボールに移し、残しておいたじゃがいもを真ん中に盛り付け、その周りにコーンなどを散らす。

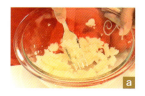

---- ワンポイント ----

じゃがいもは、意外にもエネルギー源だけではなく、ビタミンＣが豊富なことから美肌、アンチエージングに良い食材です。他にもカリウムやクロロゲン酸という成分も入っているため、がん予防、糖尿病予防に効果的です。

はんなりサラダ

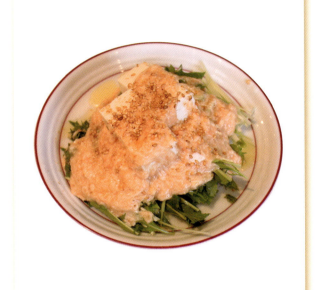

材　料
・長芋　1パック ・豆腐　1丁（1パック） ・サラダ水菜　1束 ・めんたいこ　1腹 ・だし醤油　大さじ2 ・すりゴマ　少々 ・ロイテリ菌リキッド　5滴

作り方
❶長芋の皮をむき、すりおろす（a）。
❷めんたいこを皮からだして、長芋のすりおろしに入れて、だし醤油、ロイテリ菌リキッドと混ぜ合わせておく（b）。
❹豆腐を食べやすく、4または6等分にする。
❺サラダ水菜を洗って水気をとり、3cmずつに切っておく。
❻水菜をお皿に敷き、豆腐を並べ、その上に❷をかける。お好みですりゴマを少々かける。

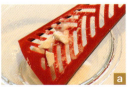 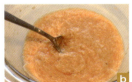

ワンポイント

長芋には、サポニンが含まれており動脈硬化、がんや老化予防に効果があります。また、山のうなぎという愛称もあり、非常に栄養価が高い食材です。

咬むサラダ（黄身酢ドレッシング）

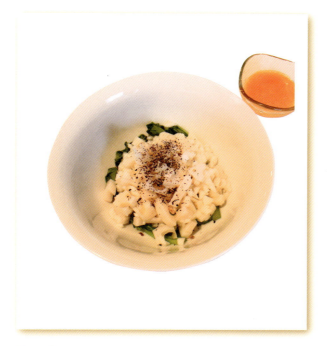

材　料
・カブ　1個 ・レンコン　1パック（大体4分の1本） ・小松菜か、ほうれん草または菜の花　1束 ・ゆかり　少々

作り方

❶カブをダイス状に切る（a）。

❷レンコンの皮をむき、1cmの輪切りにしてまたその半分に切る。それからレンジで1分程（600w）加熱する。

❸小松菜か、ほうれん草、または菜の花を洗ってから1分少々茹で、冷ましてから水気をきり（b）、2cmに切っておく。

❹小松菜か、ほうれん草、または菜の花を敷き詰めてレンコンとカブを混ぜて盛る。その上にゆかりを少々ふる。黄身酢ドレッシングをお好みの量をかける。

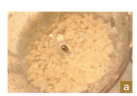 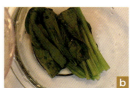

ワンポイント

レンコンには、食物繊維が豊富に含まれており、便秘に効果的です。ロイテリ菌とともに摂ることによって腸内環境を整えることに適した食材です。それにタンニンとビタミンCの抗酸化作用により、体の酸化や紫外線のダメージによるシミ・老化などを防ぎます。

森のサラダ（ゴマだれドレッシング）

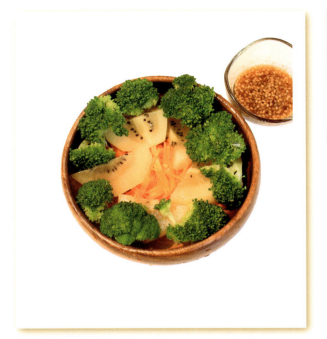

材　料
・にんじん　1本 ・キウイフルーツ　1個 ・ブロッコリー　半株 ・塩　小さじ1

作り方

❶にんじんの皮をむき、1本を千切りにする（a）。1本を半分にきり、ヘタを落としてからスライサーにかけてから千切りにする（b）。

❷キウイフルーツの皮をむいて、4等分にしてからそれらをまた、半分に切る。

❸ブロッコリーの半株をヘタから落として、食べやすく切って、塩を入れて2分程茹でる（硬さは、大きさによるためお好みで）。茹で上がったら冷ます。

❹にんじんを全部盛り、ブロッコリーとキウィフルーツを周りに並べる。最後にゴマだれドレッシングをかける。

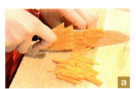
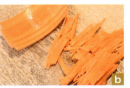

ワンポイント

ブロッコリーは、栄養価が高く、100g食べれば1日に必要なビタミンCが摂取できます。葉酸、ビタミンE、ビタミンK、カリウム、食物繊維など野菜の中でも高栄養価なのが特長です。

第3章
副菜ロイテリ菌
レシピ編

今日は、あまり作りたくない、しんどいなっていうときほど体によい食事を一品(ひとしな)だけでも、どうぞ。気分が下がっているときこそ手作りで体をいたわってください。しかし、料理することが苦にならないように、時短、簡単かつ、おいしいレシピに仕上げています。

ネバネバ小鉢

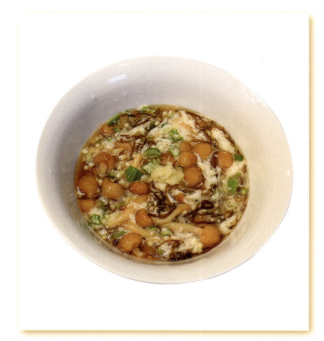

材　料
・オクラ　1パック ・もずく（酢に漬かってないもの）　20g ・長芋　4分の1 ・なめこ　半パック ・しょうが　少々 ・めんつゆ　50ml（ストレートタイプ） ・ロイテリ菌リキッド　5滴

作り方

❶オクラを1分少々茹でて、冷ましてからヘタを切って、細かく叩くように切っておく。

❷もずくをたっぷりのお水で塩抜きをする（a）。市販のもので塩抜きがされていれば、洗うだけでOK。もずくを1cmに切る。

❸長芋の皮をむいて、すりおろす。

❹なめこを洗ってざるにきっておく（b）。

❺しょうがの皮をむいて、1つまみ分すりおろす。

❻器にオクラ、もずく、長芋、なめこ、ロイテリ菌リキッドを入れて混ぜ、めんつゆをかける。最後にしょうがを真ん中に盛る。

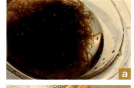
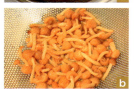

ワンポイント

オクラは、カリウムが豊富で血圧調整に効果的。髪や皮膚などを整えてくれることもうれしいですね。

まいたけのおひたしオイルかけ

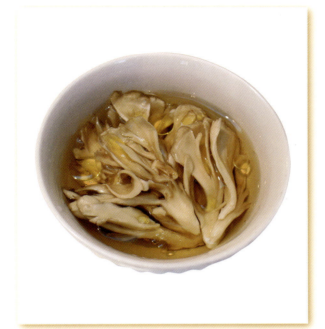

材　料

- まいたけ　1パック
- 出汁　100ml　（しっかりした味のものをお薦めします）
- オリーブオイル　小さじ1
- すだち　少々
- ロイテリ菌リキッド　5滴

作り方
❶まいたけをばらしてから洗い、食べやすい大きさに切る。
❷100mlの出汁をとり、その中にまいたけを入れて2分程加熱する。
❸❷の粗熱がとれたら冷蔵庫で冷たくなるまで冷やす。
❹ロイテリ菌リキッドとオリーブオイルを混ぜておく。
❺器に出汁とまいたけを入れて、❹を回しかける。最後にすだちの皮をおろして風味をつける。

--- ワンポイント ---
まいたけは、血圧を下げたり、糖尿病や心臓病の予防効果があると言われています。

とうふとなすのすり流し

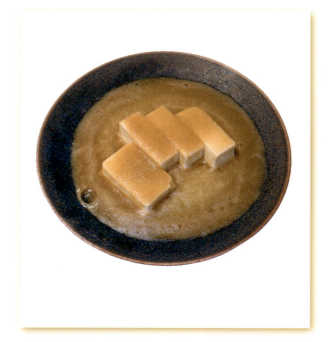

材　料
・なす　2本 ・豆腐　1丁 ・出汁　100ml ・ロイテリ菌リキッド　5滴

作り方

❶ なすの皮をむいて、2cm角のダイス状にカットする。
❷ 出汁の中になすを入れて、なすが軟らかくなるまで炊く。
❸ ❷を冷やし、冷えたらジューサーにかける。その後にロイテリ菌リキッドを入れて混ぜておく。
❹ 豆腐の水気をきって、食べやすく切っておく。
❺ 器に豆腐を盛り、ナスのすりながしをかける。お好みで松の実などをのせてもアクセントになります。

ワンポイント
なすには、ポリフェノールが含まれているため老化防止、美容効果が期待できます。

アボカドのしらあえ

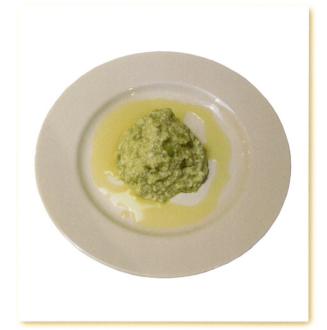

材　料
・絹ごし豆腐　半丁 ・だし醤油　大さじ3 ・アボカド　1個 ・塩　少々 ・ロイテリ菌リキッド　5滴

作り方
❶アボカドの皮をむいて、種をとり、4分の1ずつに切っておく。
❷❶をビニール袋に入れてつぶし、ペースト状にする（a）。
❸❷に絹ごし豆腐を入れる。
❹❸に、だし醤油とロイテリ菌リキッドを入れる。
❺❹の味をみて、塩でお好みの濃さに調整する。
❻器にでき上がったしらあえを盛り付ける。お好みで砕いたアーモンドをかけても OK。

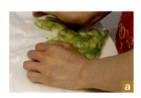

― ワンポイント ―
アボカドには、冷え性の改善、アンチエージング、脂肪の燃焼に効果があります。森のバターとして有名ですね。

黄色いタマネギサラダ

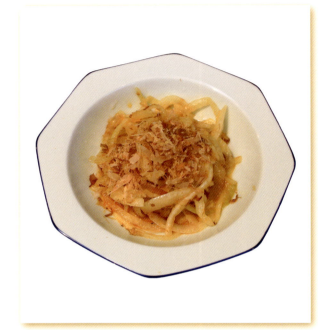

材　料
・タマネギ（大）　1個 ・かつお節　1パック ・だし醤油　大さじ5 ・オリーブオイル　大さじ1 ・塩　少々 ・卵黄　1つ（中玉） ・ロイテリ菌リキッド　5滴

作り方

❶タマネギをスライサーでスライスにし、水に10分さらす。
❷タマネギを水から引き上げ、キッチンペーパーで水をよくしぼる。
❸水気を取ったタマネギに塩を1つまみかけてよく揉み、再度水気をキッチンペーパーでしぼる。
❹合わせダレを作る。ボールにだし醤油、オリーブオイル、かつお節（1パックの半分）、ロイテリ菌リキッド、卵黄を入れてよく混ぜる。
❺❹に❸のタマネギを入れて、よく混ぜて、全体に味をなじませる。
❻お皿に❺を盛り付け、残しておいたかつお節をお好きなアレンジでかける。

ワンポイント

タマネギを食べると高血圧、糖尿病の予防につながります。血液をサラサラにすることでも有名ですね。

第4章
ロイテリ菌レシピ
応用編

レシピにちょっとしたものをプラスするだけでレパートリーが増えます。週末のランチの一品にも変身し、また急なお客様がいらしても、見た目にも体にも良いアレンジレシピです。

ガスパッチョ（オリーブオイルベース）

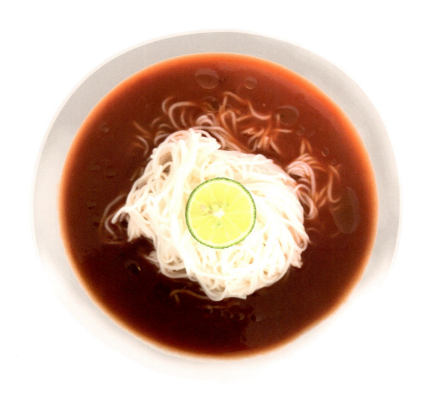

　16ページで紹介したガスパッチョにお好みで塩を少し足します。そこにアルデンテに仕上げ、冷やしたそうめん（1束）を盛り付けます。アクセントにすだちを添えます。使うトマトの種類によってスープの色が変わることも楽しむことができます。

とうもろこしスープ（コンソメベース）

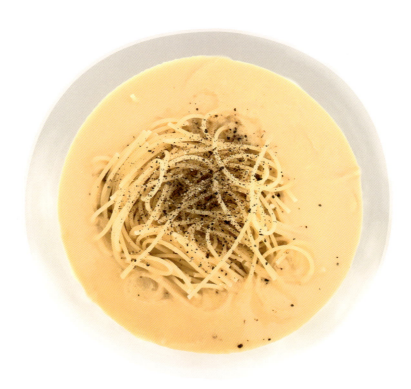

　21ページの食べるスープで使用したコンソメスープをベースに使用します。

　コンソメスープに茹でたとうもろこしを芯から外して入れます。それをジューサーにかけてスープ状にし、つぶつぶが気になる方は、さらに裏ごしして滑らかにします。

　でき上がったスープを冷やして、ロイテリ菌リキッドをかけ、茹でたパスタを盛り付けます。仕上げに、味をきりっとさせるために、ブラックペッパーをかけます。

さつまいもスープ＋ラー油（鶏ガラベース）

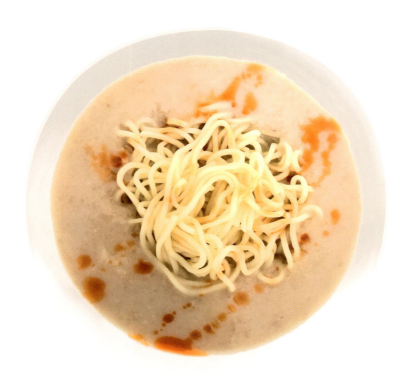

　さつまいも1本の皮を剥き1cmの輪切りにし、お湯200mlで軟らかくなるまで茹でます。その中に、鶏ガラスープのペーストまたはパウダーを入れて味を整えます。味のポイントは、濃い目の方が麺に絡みやすくなります。これを冷ましてからジューサーにかけ、冷やします。

　茹でた冷麺を氷でしめて、冷やしたスープに盛り付けます。最後にラー油とロイテリ菌リキッドをかけてでき上がりです。

カブのスープ（和風だしベース）

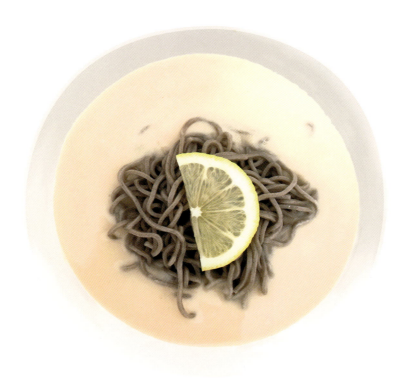

　カブ2個の皮をむいて、4つずつに切ってから200mlのお湯で茹でます。茹で上がったら、そのお湯の中で、和風だしを作ります。出汁は、かつおと昆布でも、あごだしでもOK。最後に塩と醤油で味を整えます。
　それを冷ましジューサーにかけます。冷蔵庫でしっかり冷やして、その上に、茹でて冷ましたそばを盛り付けます。その上に、ロイテリ菌リキッドをかけて、アクセントにレモンを添えます。

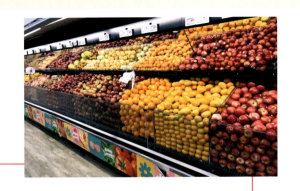

📝 コラム

お国が違えば、育つ体型も違う？

　学生時代に過ごしたニュージーランドでの1年や、アメリカに3ヵ月いたときに気づいたことがあります。

　海外で生活する日本人の父、母を持つ子どもの筋肉の付き方や体型と、その国の子どもたちのとは、ほとんど変わらないということです。

　これは、自論になるため不確かですが、考えられることの1番は、食べ物です。たとえ、家庭内で日本食を食べていたとしても、水、野菜、肉、乳製品は、その自国のものがこの2つの国では多いのです。この自論の根拠には、レシピが関係します。ニュージーランドの学校へ通っていた際にフードテクノロジーという学科を取っていました。いわゆる、家庭科の料理のみの学科です。このときに習ったレシピをノートに書いて日本に持ち帰り、何品か作ってみたのですが、まったく同じ味にならないのです。同じ材料、分量にもかかわらず味がかなり違うように感じました。

　この体験により、素材の違いってこんなにも違い、含まれる成分のバランスも違うんだろうと思いました。

　本書でも伝えているように、食べることは、大切であり、自分の体を健康にも不健康にもいかようにもできるものだなと改めて思います。

第5章
はじめよう
至福の歯磨き

5-1 食べたら磨く健康習慣

　一般的に歯科医院に健診受診にどのくらいの方々が通われているでしょうか？　そして、なぜ行った方が良いのか？　それを知れば、歯科医院へ行きたくなるはずです。

　では、自身で毎日歯磨きをしていると思いますが、その方法は正しいのでしょうか？　そして、痛くなる前の最小限の病的侵襲の状態で気がつきますか？　治療優先の医療から予防優先の医療へ、歯科も医科もシフトをしています。すなわち、痛くなってからでは、遅いのです。

　歯科でお話をすると、早く気がついていれば神経をとらずに済んだ、または、歯を抜かずに済んだのになどが挙げられます。平均寿命が延び、人生100年時代と言われている世の中で食べることは、生きることなのです。そのためには、元気で生活を送り、QOL（クオリティーオブライフ）を維持するためには、咬める歯が必要なのです。皆さんにできること、習慣によるお口の中の環境を整える方法をお伝えします。

　皆さんがご家庭でお口の中の管理をする一番の方法は、歯磨きです。言うまでもなく、一番簡単な習慣です。朝起きたときは、お口の中が乾いており、その状態で食事をすると悪玉菌も一緒に食べてしまいます。ですから以下のステップがオススメです。

1. 起床後は、まずブクブクうがいを2回し、最後にガラガラうがいをする。うがいの方法が違うことに理由があります。まず、ブクブクしてお口の中の細菌を外に出し、そのあと喉、咽頭にいる菌をガラガラうがいで外に出します。
2. 朝食を摂る。朝のスタイルに合わせたバランスの良い食事を摂りましょう。
3. ブクブクうがいをして食片を外に出し、歯磨きをおこなう。

　この手順で行うことにより、次の食事までお口の中の環境は良い状態を保てるでしょう。

5-2 　至福の歯磨き MISOKA

　近年、フッ化物を含む商品が当たり前になっています。研究結果上では適量のフッ化物使用は、人体に影響がなく、歯質の強化を促してくれると報告されています[1,2,3]。特に、歯磨き材にフッ化物が配合されており、それを使用する家庭も多いかと思います。

　しかし、歯磨き材の成分にアレルギー反応を起こす人もいます。歯磨き材には、界面活性剤が配合されており、そのアレルギーがある人などは、虫歯予防のために歯質の強化をしたくてもフッ化物を使用できない方がいるのです。では、この方々は、歯質の強化ができないのか？　と言えば、フッ化物以外にも歯質の強化はできます。その中でも今回は、簡単に歯質の強化ができる方法を紹介します。

　まず、ミネラルコーティングされている歯ブラシを用意します。今回は、株式会社夢職人のMISOKAを使用します。なぜミネラルコーティングなの？　と思うでしょう。このミネラルコーティングされた歯ブラシには、磨くたびにフッ化物を使用しているのと同じような歯質強化の効果があるからです。

　また、MISOKAにはプラーク沈着抑制効果があります。プラークが引き起こす口腔内の病気には歯周病、虫歯などがあります。そして、プラーク中の細菌は、抗生物質などの薬で除去ができないものも多いのです。

　ですから、私たちに有益な習慣は、歯磨きなのです。

参考文献
1．Featherstone JD. Prevention and reversal of dental caries: role of low level fluoride. Community Dent Oral Epidemiol 1999 ; 27(1):31-40.
2．平成16年度厚生労働科学研究報告書・フッ化物応用による歯科疾患の予防技術評価に関する総合研究. 東京：厚生労働省, 2004.
3．平成16年度厚生労働科学研究報告書・フッ化物の骨組織に対する影響. 東京：厚生労働省, 2004：23-28.

5-3 MISOKA の科学的根拠

MISOKA に関する臨床研究
ミネラルコーティング歯ブラシによる歯の再石灰化に関する検討

古々本一馬, 又吉紗綾, 末廣雄登, 大川玲奈, 仲野和彦（大阪大学大学院・小児歯科学教室）

【目的】
MISOKA® は毛先一本一本に様々な種類のミネラルをナノサイズにしてコーティングが施された特殊加工歯ブラシであり、これまでの研究で歯面にデンタルプラークが付着しにくくなる効果があることが実証されている。今回我々は、MISOKA® を用いて歯の再石灰化に対する効果に関して検討したので報告する。

【方法】
ウシの抜去歯牙からエナメル質を含むブロックを作製し、37℃の脱灰溶液に 7 日間浸漬して脱灰エナメル質を形成した。A 群としてミネラルコーティング有りの MISOKA®（株式会社夢職人より提供）および蒸留水、B 群としてミネラルコーティング無しの MISOKA® および蒸留水、C 群としてミネラルコーティング無しの MISOKA® およびフッ化物配合歯磨剤（1450 ppm）を用いて実験を行った。脱灰エナメル質の一部をネイルバーニッシュで被覆し、被覆した部分を脱灰領域、被覆していない部分を再石灰化領域とした。その後、脱灰・再石灰化サイクルを 7 回行った。脱灰・再石灰化サイクルでは各群で用意した材料で歯面をブラッシングし、37℃の脱灰溶液に 4 時間浸漬し、再度ブラッシングした後に 37℃の再石灰化溶液に 19 時間浸漬した。再石灰化サイクル後はアセトンでネイルバーニッシュを除去し、ホルマリンで固定した後、コンタクトマイクロラジオグラム撮影を行った。フィルムを光学顕微鏡でデジタル撮影後、脱灰領域と再石灰化領域のエナメル質における脱灰部分の面積を測定して再石灰化率を計算した。

【結果】
光学顕微鏡でフィルムを観察したところ、B 群ではエナメル質の再石灰化が認められなかったが、A 群および C 群ではエナメル質の再石灰化が認められた。また、A 群の再石灰化率は C 群の再石灰化率の約 2 倍の値を示した。

【考察】
本研究の結果、MISOKA® のミネラルコーティングにはエナメル質の再石灰化を促進する効果がある可能性があることが示唆された。また、MISOKA® のミネラルコーティングは高濃度フッ化物配合歯磨剤を超える再石灰化を促進する可能性があることが示唆された。

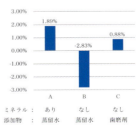

歯科医学的検証に関する臨床研究

大阪大学大学院・歯学研究科　口腔分子感染制御学講座（小児歯科学教室）

【検証方法】

4種類の異なる条件の歯ブラシ

❶ 微細毛なし ミネラルなし
❷ 微細毛あり ミネラルなし
❸ 微細毛なし ミネラルあり
❹ 微細毛あり ミネラルあり

※柄本体はすべて同一とし、上記4種類について差異を検証
※被験者に、使用方法のコツや4種の違いについては非公開

【結果】

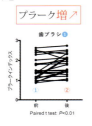
プラーク増 ↗
歯ブラシ❶
Paired t test: P<0.01

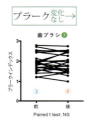
プラーク変化なし →
歯ブラシ❷
Paired t test: NS

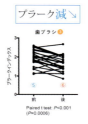
プラーク減 ↘
歯ブラシ❸
Paired t test: P<0.001
(P=0.0006)

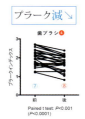
プラーク減 ↘
歯ブラシ❹
Paired t test: P<0.001
(P<0.0001)

※プラークインデックス…歯の汚れ

【各検証歯ブラシ使用後の口腔内写真（代表的な例）】

❶ 微細毛なし ミネラルなし
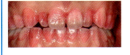

❷ 微細毛あり ミネラルなし
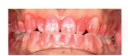

❸ 微細毛なし ミネラルあり
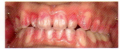

❹ 微細毛あり ミネラルあり
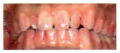

各歯ブラシによるプラーク沈着抑制効果の強さ

❶ 微細毛なし ミネラルなし ＜ ❷ 微細毛あり ミネラルなし ＜ ❸ 微細毛なし ミネラルあり ＜ ❹ 微細毛あり ミネラルあり

- ❶ 微細毛なしミネラルなし　99％以上の確率でプラーク沈着抑制効果なし
- ❷ 微細毛ありミネラルなし　明確なプラーク沈着抑制効果なし
- ❸ 微細毛なしミネラルあり　99.9％以上の確率でプラーク沈着抑制効果あり
- ❹ 微細毛ありミネラルあり　99.9％以上の確率でプラーク沈着抑制効果あり

本検証を実施した大阪大学大学院歯学研究科では「❸と❹の歯ブラシに有意なプラーク沈着抑制効果を認めた」と考察しており、ミネラルコーティングを行うことにより、ミネラルコーティングを行っていない歯ブラシよりも99.9％以上もの確率で優れているということが示されています。

5-4 MISOKA の使用方法

MISOKA の使用方法には特徴がありますので、イラストで説明します。

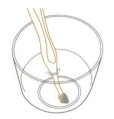 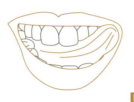 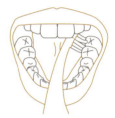

図5-4-a　まず、MISOKAをしっかり湿潤させます。この際に、歯磨きペーストなどは、使用しません。コップにお水を入れてこのように吸水、あるいは流水で吸水させます。

図5-4-b　磨く前に歯のざらつき、ねばつきを舌で歯面を舐めて確認します。

図5-4-c　奥歯から順番を決めて一方向へ磨いていきます。このときにちゃんと磨けているか？　を確認するために、舌で歯面を触ってください。磨くとツルツルになっていきます。

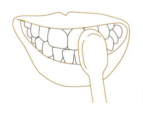

図5-4-d　あとは、前歯面をきれいに磨いていきましょう。歯をツルツルにすること。そして、歯と歯茎の境目も舌で触って、ザラザラや汚れが残っていないか確認してください。

　図Cのように舌で確認しながら磨くことで、磨き方を学ぶことができます。歯科医院で教えてもらったことを全部覚えて帰ることが難しいため、いつでも自身が磨けているのかを確認できることは磨き残し対策に有効です。

　これできれいになりましたね。1日、2～3回食べたら磨く習慣を作ってみてください。

5-5 歯並びについて

　冒頭にお話ししたように咬めるようになるためには、咬める機能が整っていることが大切です。成人になってから矯正することも可能ですが、私は自身の矯正治療経験からなるべく早い段階での歯並びの改善を薦めたいと考えています。それは、咬めることは、人体の発育に関係しており、顎、顔、頭部の成長、呼吸、姿勢などさまざまなことに関与してくるからです。

　本書では、詳しく矯正の話はしませんが、お子さんがいる家庭であれば、1つの目安として参考にしていただきたいのが、お子さんが口をすんなり閉じることができるか？　を見てみてください。もし、難しいようでしたら矯正医へ相談をしてみてください。そして、歯並びがガタガタしている場合、舌の位置が定まらなかったり、清掃性が悪く虫歯のリスクも上がります。

　これらのことからも早めの全身的予防のためにお口の中に関心をもってみてください。

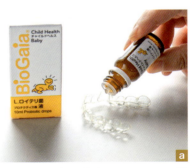

図 5-5-a　矯正治療中の患者さんには、う蝕予防のためチャイルドヘルスベビーリキッドをマウスピースに注いで装着することをお薦めしています。

参 考 商 品

チャイルドヘルス ベビーリキッド
プロデンティス

(株式会社ADI.G、バイオガイアジャパン株式会社)

　バイオガイアジャパンのロイテリ菌。それはお口から大腸まで、ヒトのすべての消化管に定着できることが確認された母乳・口腔由来の乳酸菌です。ロイテリ菌はほとんどの哺乳類で存在が確認され、母乳などを通じて母体から赤ちゃんに受け継がれてきた自然の乳酸菌です。宿主に害を及ぼさず、古代からヒトや動物と共存していたことがわかっています。

　ロイテリ菌は、口内では歯周病菌やう触原因菌を、胃ではピロリ菌を、腸では病原菌を、それぞれ殺菌・抑制するという優れたはたらきをもっています。

　このロイテリ菌を、手軽に摂取できるのが「医療機関専用ロイテリ菌」シリーズです。プロデンティスは、持ち歩きにも便利なアルミパウチ入り。ラムネ菓子感覚で1粒あたり1億個の生きたロイテリ菌をおいしく摂取することができます。チャイルドヘルスベビーリキッドは、まだ噛むことができない新生児から、離乳食が始まる幼児まで幅広くカンタンにお召し上がりいただけるようなリキッドタイプ。バクテリアセラピーに最適です。

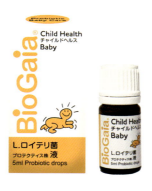
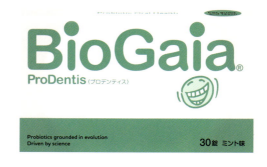

MISOKA

（株式会社 ADI.G、株式会社夢職人）

　最適な細菌叢のために殺菌しない歯磨きで善玉菌を育む環境を壊さない乳酸菌を歯磨き粉によって殺菌していませんか？

　MISOKA は、独自のミネラルコーティング技術で、水だけで磨けるので、注目のスーパー乳酸菌「ロイテリ菌」などの、お口の菌のバランスを整えるプロバイオティクスを育む環境を壊さない、適切な歯ミガキができます。

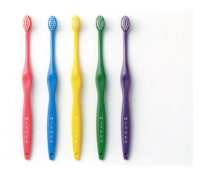
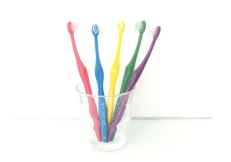

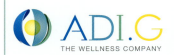
https://adig.jp/

●横浜本社
〒220-8109 神奈川県横浜市西区みなとみらい 2-2-1
　　　　　　横浜ランドマークタワー 9 階

●金沢本社
〒920-8611 石川県金沢市浅野本町 1 丁目 10 番 10 号

掲載商品についてのお問い合わせは、ADI.G コンシュルジュセンターまで
TEL 050-3360-5845　受付時間 9:00 〜 18:00（土日祝を除く）
または concierge2@adig.jp

エピローグ

食べるということ、咬めるということ

　私たちにとって食べることとは何でしょうか？　そんな疑問から冒頭始まりましたが、食事を作ってみていかがでしたか？
　生活の中には、たくさんのシーンや思い出があると思います。誰かに作る食事のときは、食べてくれる人を思って作り、自分のために作る食事のときは、でき上がる食事を楽しみに日々のことを思い出したりなど、作ることの中に映像が見えるような気がします。最近は、食が溢れて、手作りをしなくても作られたものをどこでも買える世の中になりました。しかし、私はその食材がどこで作られて、どこで売られて、どうやって料理したのか？　が大切だと思うのです。作るプロセスを見てほしいと言ったのは、自分が食べるにしても、大切な人、家族に出す食事にしても、安心・安全なものを摂っていただきたいと思うからです。買ったほうが安いから、作るのが億劫だから作らない、そんな日もあるでしょう。それでも簡単にさっと作れるものをと思いサラダ、スープに絞ってレシピを作成しました。
　皆さんの食べることがこの先受け継がれて、食べる楽しみ、咬める喜びが広がることを祈っています。最後までお読みくださってありがとうございました。

経 歴

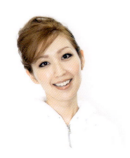

歯科衛生士

丸橋 理沙
Lisa Maruhashi

　20代半ばでフリーランスへ転身。歯科企業からのデンタルショー講演やセミナー、歯科器具の開発、全国の歯科医院でのセミナーや学会での講演など幅広く活動中。その中、京都の歯科医院にて患者さんの検診も行っている。ユニークな経歴からインタビューを受けることも多く、ESSE（エッセイ）オンラインでフロスの使用法を監修。

少し変わった生い立ち
　15歳の終わりから約1年、ニュージーランドで学生時代を過ごす。その経験から英語を習得し、歯科の分野でも海外研修や講演なども行っている。

活動経験
　20代半ばで3ヵ月渡米し、カリフォルニアの有名ドクターの歯科医院で研鑽。また、歯周病やメインテナンスのスキルは、世界で一番の腕前とProf. Langから賞されたアントネラボッティチェリへ弟子入り。マンツーマントレーニングをイタリアで受ける。その後、師事。

スタッフ教育依頼、講演依頼は、下記まで
　HP　　：rdh-risa.com
　MAIL　：lisava@galilean-loupe.com

　30代前半で歯石を取る器具（キュレット）のLisaモデルを開発。フィンランドに本社のあるLMから発売（国内では白水貿易株式会社が販売）。
　アメリカの由緒ある学会AO（Academy of Osseointegration）に招待され、日本人の歯科衛生士初の1時間講演を行う。AO学会の歴史にクレジットが残る。
　日本テレビ系列「マツコ会議」に出演。

料理経験
　小学校に入る前ぐらいから料理を祖母に教わり、週末の朝ごはんは、目玉焼きにトーストを自身で作る。その後、包丁の使い方や料理の方法を祖母から伝授してもらう。
　現在は、Mimo cooking school San Sebastianにて研鑽。料理をすることが好きなこと、そして仕事を忘れられる趣味としても料理を楽しんでいる。

趣味
筋トレ。週に2〜3回ジムに通う。
　運動することで体力をキープ。移動が多い職業のため体力が必要。そして、歳をきれいに重ねるをモットーにトレーニングに励む。

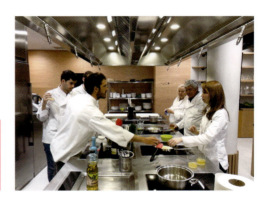

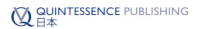

食べる美容液
歯科衛生士が教えるロイテリ菌レシピと至福の歯磨き

2019年11月10日　第1版第1刷発行

著　　者　　丸橋理沙
　　　　　　まるはし　り　さ

発　行　人　　北峯康充

発　行　所　　クインテッセンス出版株式会社
　　　　　　東京都文京区本郷3丁目2番6号　〒113-0033
　　　　　　クイントハウスビル　電話(03)5842-2270(代表)
　　　　　　　　　　　　　　　　　(03)5842-2272(営業部)
　　　　　　　　　　　　　　　　　(03)5842-2276(編集部)
　　　　　　web page address　https://www.quint-j.co.jp/

印刷・製本　　株式会社創英

Ⓒ2019　クインテッセンス出版株式会社　　　禁無断転載・複写
Printed in Japan　　　　　　　　　　　　　落丁本・乱丁本はお取り替えします
ISBN978-4-7812-0713-1 C3047　　　　　　定価は表紙に表示してあります